1
Introduzione al Periodo Natalizio

1.1 Significato delle Tradizioni Culinarie

Le tradizioni culinarie del periodo natalizio rivestono un'importanza fondamentale non solo per il loro valore gastronomico, ma anche per il significato culturale e sociale che portano con sé. Queste pratiche alimentari, tramandate di generazione in generazione, rappresentano un legame profondo con le nostre radici e la nostra identità. Durante le festività, il cibo diventa un mezzo attraverso cui esprimiamo affetto, convivialità e appartenenza a una comunità.

Ogni piatto tipico ha una storia da raccontare: ad esempio, il panettone è simbolo di Milano e della sua tradizione dolciaria, mentre il torrone è associato a diverse regioni italiane, ognuna con la propria ricetta unica. Questi alimenti non sono solo prelibatezze da gustare; sono anche veicoli di memoria collettiva che ci ricordano momenti speciali trascorsi con i nostri cari. La preparazione dei piatti natalizi spesso coinvolge tutta la famiglia, creando occasioni di incontro e collaborazione che rafforzano i legami interpersonali.

Inoltre, le tradizioni culinarie natalizie possono avere un impatto significativo sul nostro stato d'animo. Il cibo ha la capacità di evocare emozioni e ricordi; pensiamo a come l'odore delle spezie o dei dolci appena sfornati possa riportarci indietro nel tempo, facendoci sentire al sicuro e amati. Tuttavia, è importante riconoscere che queste tradizioni possono anche portare a comportamenti alimentari poco salutari se non gestite con attenzione. L'eccesso durante le festività può influenzare negativamente sia il nostro benessere fisico che mentale.

Per questo motivo, è essenziale trovare un equilibrio tra il rispetto delle tradizioni culinarie e la cura della nostra salute. Riscoprire le ricette classiche in chiave più sana o reinterpretarle con ingredienti alternativi può essere una strategia efficace per godere appieno del Natale senza rinunciare al benessere personale. In questo modo, possiamo continuare a celebrare le nostre tradizioni senza compromessi.

Ritrovare l'Equilibrio: La Guida alla Dieta Natalizia Il periodo natalizio è spesso associato a festeggiamenti, convivialità e, purtroppo, a eccessi alimentari che possono compromettere il nostro benessere fisico e mentale. "Ritrovare l'Equilibrio: La Guida alla Dieta Natalizia" si propone di affrontare questo tema cruciale, offrendo strategie pratiche e consigli utili per mantenere un equilibrio alimentare durante le festività. Questo ebook è rivolto a chiunque desideri godere delle delizie natalizie senza rinunciare alla salute, sia che si tratti di famiglie, professionisti impegnati o semplicemente di chiunque voglia migliorare il proprio rapporto con il cibo in un periodo così ricco di tentazioni. L'ebook è strutturato in diverse sezioni che guidano il lettore attraverso un percorso di consapevolezza alimentare. Inizialmente, si esplorano le origini delle tradizioni culinarie natalizie, analizzando come queste influenzano le nostre scelte alimentari e il nostro stato d'animo. Successivamente, si forniscono informazioni dettagliate su come pianificare i pasti durante le festività, con ricette sane e gustose che permettono di mantenere il piacere del cibo senza esagerare. Ogni ricetta è accompagnata da suggerimenti su porzioni e abbinamenti, rendendo la preparazione dei piatti un'esperienza gratificante e non stressante. Nella parte centrale del libro, si approfondiscono le tecniche di mindfulness applicate all'alimentazione, incoraggiando il lettore a prestare attenzione ai segnali del proprio corpo e a sviluppare un rapporto più sano con il cibo. Vengono presentati esercizi pratici e riflessioni che aiutano a riconoscere le emozioni legate al cibo, promuovendo un approccio più equilibrato e consapevole. Inoltre, si discute l'importanza dell'attività fisica durante le festività, suggerendo modi per integrare il movimento nella routine quotidiana, anche in un periodo di festa. Concludendo, "Ritrovare l'Equilibrio" non è solo un manuale di dieta, ma un invito a vivere le festività in modo più consapevole e sereno. Attraverso le pagine di questo ebook, il lettore sarà incoraggiato a riflettere sulle proprie abitudini alimentari e a scoprire come sia possibile godere delle tradizioni natalizie senza compromettere il proprio benessere. La lettura di questo libro rappresenta un'opportunità per intraprendere un viaggio verso un Natale più sano e felice, dove il cibo diventa un alleato e non un nemico. Buona lettura!

SOMMARIO

1.2 Impatto delle Festività sul Benessere

Le festività natalizie, pur essendo un periodo di gioia e celebrazione, possono avere un impatto significativo sul benessere individuale e collettivo. Questo periodo dell'anno è caratterizzato da una serie di eventi sociali, tradizioni familiari e pratiche culturali che influenzano il nostro stato d'animo e la nostra salute mentale. È fondamentale esplorare come queste dinamiche possano contribuire sia a esperienze positive che a potenziali stress.

Un aspetto positivo delle festività è la promozione della connessione sociale. Le riunioni familiari, le cene con amici e le celebrazioni comunitarie offrono opportunità per rafforzare i legami interpersonali. Questi momenti di convivialità possono generare sentimenti di appartenenza e supporto emotivo, elementi cruciali per il benessere psicologico. Tuttavia, non tutti vivono queste esperienze in modo positivo; per alcune persone, le festività possono evocare sentimenti di solitudine o ansia, specialmente se si trovano lontane dai propri cari o se affrontano situazioni difficili.

Inoltre, l'eccesso di stimoli durante questo periodo può portare a un sovraccarico sensoriale. Le luci brillanti, i suoni festivi e l'affollamento dei negozi possono risultare opprimenti per alcuni individui, contribuendo a livelli elevati di stress. È importante riconoscere questi segnali e adottare strategie per gestire lo stress festivo, come pratiche di mindfulness o semplicemente concedersi del tempo per sé stessi.

Infine, il benessere fisico può essere influenzato dalle abitudini alimentari tipiche del Natale. Sebbene il cibo rappresenti un elemento centrale delle celebrazioni, è essenziale mantenere un equilibrio tra indulgenza e salute. L'adozione di scelte alimentari consapevoli può aiutare a prevenire effetti negativi sulla salute fisica e mentale durante le festività.

In sintesi, mentre le festività natalizie offrono molteplici opportunità per migliorare il benessere attraverso la socializzazione e la tradizione culinaria, è cruciale essere consapevoli degli aspetti potenzialmente negativi che possono emergere. Trovare un equilibrio tra celebrazione e cura personale è fondamentale per vivere appieno questo periodo dell'anno senza compromettere il proprio benessere.

1.3 Obiettivi della Guida

La presente guida si propone di fornire un quadro completo e approfondito del periodo natalizio, con l'intento di esplorare le sue molteplici sfaccettature e il suo impatto sul benessere individuale e collettivo. Gli obiettivi principali sono orientati a sensibilizzare i lettori riguardo alle dinamiche emotive, sociali e culturali che caratterizzano questa festività, nonché a offrire strumenti pratici per affrontare le sfide che possono emergere durante questo periodo.

In primo luogo, uno degli obiettivi fondamentali è quello di promuovere una maggiore consapevolezza delle emozioni associate al Natale. Attraverso la comprensione dei sentimenti di gioia, nostalgia o anche tristezza che possono sorgere, i lettori saranno in grado di riconoscere e gestire meglio le proprie reazioni emotive. Questo approccio mira a trasformare il Natale in un'opportunità per la crescita personale piuttosto che in un momento di stress o ansia.

Un altro obiettivo cruciale è quello di incoraggiare la creazione e il mantenimento di relazioni significative. Le festività rappresentano un momento ideale per rafforzare i legami familiari e amicali; pertanto, la guida fornirà suggerimenti su come organizzare incontri significativi e attività condivise che possano arricchire l'esperienza natalizia. La valorizzazione delle interazioni sociali può contribuire notevolmente al benessere psicologico degli individui.

Infine, la guida intende offrire strategie pratiche per gestire lo stress festivo. Attraverso tecniche come la mindfulness, l'organizzazione del tempo e scelte alimentari consapevoli, i lettori potranno affrontare le pressioni tipiche del periodo natalizio senza compromettere il proprio equilibrio mentale e fisico. L'obiettivo è quello di trasformare il Natale in un momento non solo di celebrazione ma anche di cura personale.

In sintesi, gli obiettivi della guida mirano a fornire ai lettori gli strumenti necessari per vivere appieno il periodo natalizio in modo positivo ed equilibrato, favorendo così un'esperienza complessivamente gratificante.

2
Consapevolezza Alimentare

2.1 Comprendere il Proprio Rapporto con il Cibo

Comprendere il proprio rapporto con il cibo è un passo fondamentale per sviluppare una consapevolezza alimentare sana e duratura. Questo processo implica non solo l'analisi delle abitudini alimentari, ma anche la riflessione sulle emozioni e le esperienze che influenzano le nostre scelte quotidiane. Spesso, il cibo non è solo nutrimento; può diventare un mezzo per affrontare lo stress, la solitudine o altre emozioni complesse.

Un aspetto cruciale da considerare è come le esperienze passate legate al cibo possano modellare le nostre attitudini attuali. Ad esempio, molte persone associano i pasti festivi a momenti di gioia e convivialità, mentre altri possono ricordare situazioni di conflitto o pressione sociale durante i pasti in famiglia. Queste associazioni emotive possono portare a comportamenti alimentari disfunzionali, come mangiare in modo compulsivo o evitare determinati alimenti per paura di giudizi.

Per migliorare questo rapporto, è utile praticare la mindfulness durante i pasti. Ciò significa prestare attenzione ai segnali del corpo, come la fame e la sazietà, e riconoscere quando si mangia per motivi emotivi piuttosto che fisici. Esercizi di respirazione profonda prima dei pasti possono aiutare a centrare l'attenzione sul momento presente e a ridurre l'impulso di mangiare in modo automatico.

Inoltre, tenere un diario alimentare può rivelarsi uno strumento prezioso per esplorare le proprie abitudini. Annotando ciò che si mangia insieme alle emozioni provate durante i pasti, si può iniziare a identificare schemi ricorrenti e trigger emotivi che influenzano le scelte alimentari. Questa pratica non solo aumenta la consapevolezza ma offre anche spunti su come modificare comportamenti indesiderati.

Infine, è importante ricordarsi che il cibo deve essere visto come un alleato nel nostro percorso verso il benessere. Sviluppando una relazione positiva con esso, possiamo imparare a godere delle tradizioni culinarie senza sentirci in colpa o sopraffatti dalle tentazioni. In questo modo, ogni pasto diventa un'opportunità per nutrire non solo il corpo ma anche l'anima.

2.2 Riconoscere i Segnali del Corpo

Riconoscere i segnali del corpo è un aspetto fondamentale della consapevolezza alimentare, poiché ci permette di comprendere meglio le nostre esigenze fisiche e emotive. Spesso, nella frenesia della vita quotidiana, ignoriamo i messaggi che il nostro corpo ci invia riguardo alla fame, alla sazietà e alle emozioni legate al cibo. Imparare a prestare attenzione a questi segnali può aiutarci a sviluppare una relazione più sana con il cibo.

Un primo passo per riconoscere i segnali del corpo è distinguere tra fame fisica e fame emotiva. La fame fisica si manifesta gradualmente ed è accompagnata da sintomi come lo stomaco che brontola o una sensazione di vuoto. Al contrario, la fame emotiva tende ad apparire improvvisamente e può essere scatenata da fattori esterni come stress, noia o tristezza. Essere in grado di identificare queste differenze ci consente di rispondere in modo appropriato: mangiare quando siamo realmente affamati e cercare altre modalità per affrontare le emozioni negative.

Inoltre, è utile praticare l'ascolto attivo dei segnali di sazietà. Molte persone tendono a mangiare fino a sentirsi completamente pieni, mentre sarebbe più salutare fermarsi quando si avverte una sensazione di soddisfazione moderata. Questo richiede tempo e pazienza; un approccio efficace consiste nel mangiare lentamente e senza distrazioni, permettendo al corpo di comunicare quando ha ricevuto abbastanza nutrimento.

Un altro aspetto importante è la consapevolezza delle reazioni fisiche agli alimenti consumati. Alcuni cibi possono causare disagio o gonfiore, segnalando intolleranze o allergie non riconosciute. Tenere un diario alimentare può rivelarsi utile per monitorare queste reazioni e identificare eventuali correlazioni tra ciò che mangiamo e come ci sentiamo successivamente.

Infine, coltivare una pratica regolare di mindfulness durante i pasti non solo migliora la nostra capacità di ascoltare il corpo ma promuove anche un'esperienza culinaria più gratificante. Connettersi con il momento presente mentre si mangia aiuta a valorizzare ogni boccone e a ridurre la tendenza a mangiare in modo automatico o distratto.

2.3 L'importanza della Mindfulness

La mindfulness, o consapevolezza, è una pratica che si sta diffondendo sempre di più nel contesto della salute e del benessere, in particolare per quanto riguarda l'alimentazione. Essa implica un'attenzione intenzionale al momento presente, senza giudizio, e può avere un impatto significativo sulla nostra relazione con il cibo. In questo contesto, la mindfulness non solo aiuta a riconoscere i segnali del corpo, ma promuove anche una maggiore connessione tra mente e corpo durante i pasti.

Praticare la mindfulness mentre si mangia significa essere pienamente presenti durante il pasto. Questo approccio ci incoraggia a notare le diverse sensazioni associate al cibo: il suo sapore, la sua consistenza e persino gli odori che lo accompagnano. Quando siamo consapevoli di queste esperienze sensoriali, tendiamo a gustare maggiormente ciò che mangiamo e a ridurre la tendenza a mangiare in modo distratto o automatico. Ad esempio, chi pratica la mindfulness potrebbe scoprire di apprezzare un semplice piatto di pasta molto più intensamente se si concentra su ogni boccone anziché guardare la televisione o controllare il telefono.

Inoltre, la mindfulness può aiutare a gestire le emozioni legate al cibo. Spesso mangiamo non solo per fame fisica ma anche per affrontare stress o ansia. Essere consapevoli delle nostre emozioni ci permette di fare scelte alimentari più informate e salutari. Ad esempio, invece di afferrare uno snack quando ci sentiamo sopraffatti dal lavoro, possiamo fermarci un attimo per riflettere sulle nostre emozioni e decidere se abbiamo realmente bisogno di quel cibo o se esistono altre strategie per affrontarle.

Infine, integrare pratiche di mindfulness nella routine alimentare quotidiana può portare a cambiamenti duraturi nel comportamento alimentare. Le persone che adottano questa filosofia tendono ad avere una maggiore capacità di ascoltare i propri segnali interni e sono meno inclini a cadere in abitudini alimentari disordinate. La mindfulness diventa così uno strumento potente non solo per migliorare l'esperienza del pasto ma anche per promuovere una vita più equilibrata e sana.

3
Pianificazione dei Pasti Festivi

3.1 Creazione di un Menu Equilibrato

La creazione di un menu equilibrato durante le festività è fondamentale per godere delle delizie culinarie senza compromettere il proprio benessere. Un menu ben pianificato non solo soddisfa il palato, ma contribuisce anche a mantenere l'equilibrio nutrizionale, evitando eccessi che possono portare a sensi di colpa o malesseri fisici. È importante considerare la varietà degli alimenti e le loro proprietà nutritive, integrando piatti tradizionali con opzioni più leggere e nutrienti.

In primo luogo, è essenziale includere una gamma di alimenti provenienti da tutti i gruppi alimentari. Ciò significa combinare carboidrati complessi, proteine magre, grassi sani e abbondanti porzioni di frutta e verdura. Ad esempio, si potrebbe iniziare con un antipasto a base di verdure grigliate accompagnate da hummus, seguito da un primo piatto come risotto ai funghi preparato con brodo vegetale e arricchito con erbe fresche.

Per il secondo piatto, si può optare per una fonte proteica leggera come il pesce al forno con contorno di patate dolci arrosto e broccoli al vapore. Questo non solo offre un pasto bilanciato ma anche colorato e appetitoso. Infine, per dessert, si potrebbe scegliere una macedonia di frutta fresca o uno yogurt greco con miele e noci, che soddisfa la voglia di dolce senza appesantire.

Un altro aspetto cruciale nella creazione del menu è la gestione delle porzioni. È utile servire i cibi in porzioni moderate per evitare il rischio di abbuffate. Inoltre, incoraggiare gli ospiti a servirsi più volte permette loro di assaporare diversi piatti senza esagerare in quantità. La presentazione dei piatti gioca anch'essa un ruolo importante: un tavolo ben apparecchiato stimola l'appetito e rende l'esperienza culinaria più piacevole.

Infine, non dimentichiamo l'importanza della convivialità durante i pasti festivi. Mangiare insieme crea momenti speciali; pertanto è consigliabile dedicarsi alla preparazione dei cibi in modo collaborativo coinvolgendo amici e familiari. Questo approccio non solo rende la cucina più divertente ma promuove anche relazioni più forti attraverso la condivisione dell'esperienza gastronomica.

3.2 Ricette Sane e Gustose per le Feste

Durante le festività, è possibile deliziare i propri ospiti con piatti sani e gustosi che non solo soddisfano il palato, ma contribuiscono anche a mantenere un equilibrio nutrizionale. Le ricette festive possono essere reinterpretate in chiave leggera, senza rinunciare al sapore e alla tradizione. Questo approccio consente di godere delle celebrazioni senza sensi di colpa, promuovendo al contempo uno stile di vita sano.

Un'ottima idea per iniziare il pasto è un antipasto a base di **insalata di quinoa**, arricchita con pomodorini, cetrioli e avocado. La quinoa è una fonte eccellente di proteine vegetali e fibre, mentre l'avocado fornisce grassi sani. Per condire, si può utilizzare un'emulsione leggera a base di olio d'oliva e succo di limone, che esalta i sapori freschi degli ingredienti.

Per il primo piatto, si può optare per una **crema di zucca**, preparata con zucca fresca, cipolla rossa e brodo vegetale. Questa ricetta non solo è semplice da realizzare ma offre anche un'esperienza gustativa avvolgente grazie alla dolcezza naturale della zucca. Aggiungere semi di zucca tostati come guarnizione conferisce croccantezza e un tocco decorativo.

Passando al secondo piatto, il **pollo al limone con erbe aromatiche** rappresenta una scelta leggera ma saporita. Marinare il pollo in succo di limone fresco, aglio tritato e rosmarino prima della cottura rende la carne tenera e profumata. Servito con contorno di verdure grigliate come zucchine e peperoni colorati, questo piatto diventa un vero trionfo visivo oltre che gustativo.

Infine, per chiudere in dolcezza senza appesantire troppo il pasto festivo, una **sorbetto alla frutta**, preparato con frutta fresca come fragole o mango frullati con acqua e poco zucchero, rappresenta una scelta rinfrescante ed elegante. Questo dessert leggero permette di terminare la cena in modo piacevole senza sentirsi appesantiti.

Pianificare ricette sane per le feste non significa sacrificare il gusto; al contrario, offre l'opportunità di esplorare nuovi sapori e combinazioni alimentari che possono sorprendere positivamente gli ospiti. Con un po' di creatività in cucina è possibile rendere ogni pasto festivo memorabile.

3.3 Suggerimenti su Porzioni e Abbinamenti

La pianificazione delle porzioni e degli abbinamenti durante i pasti festivi è fondamentale per garantire un'esperienza culinaria equilibrata e soddisfacente. Un'adeguata gestione delle porzioni non solo aiuta a evitare sprechi, ma contribuisce anche a mantenere il benessere dei commensali, permettendo di gustare una varietà di piatti senza sentirsi appesantiti.

Iniziare con antipasti leggeri è una strategia efficace. Si consiglia di servire porzioni ridotte, in modo che gli ospiti possano assaporare diversi piatti senza esagerare. Ad esempio, un mix di bruschette con pomodoro fresco, basilico e mozzarella può essere presentato in piccole fette, accompagnato da un bicchierino di gazpacho per rinfrescare il palato. Questo approccio stimola l'appetito senza appesantire.

Per quanto riguarda i primi piatti, è utile optare per porzioni moderate. Una crema di zucca o una pasta integrale con verdure possono essere servite in ciotole più piccole, consentendo agli ospiti di gustare il sapore ricco senza eccedere nelle quantità. Inoltre, abbinare i primi piatti a vini leggeri come un Sauvignon Blanc o un Pinot Grigio può esaltare ulteriormente i sapori senza sovrastarli.

Nella scelta del secondo piatto, la varietà è la chiave: proporre diverse opzioni permette agli ospiti di scegliere secondo le proprie preferenze. Ad esempio, accanto al pollo al limone si potrebbe offrire del pesce al forno con erbe aromatiche. Le porzioni dovrebbero essere sufficienti per soddisfare ma non così abbondanti da risultare pesanti; circa 150-200 grammi per persona sono generalmente adeguati.

Infine, per il dessert, si può considerare l'idea di servire mini porzioni o assaggi assortiti. Un piccolo sorbetto alla frutta o una mousse leggera possono chiudere il pasto in dolcezza senza far sentire gli ospiti appesantiti. Abbinamenti come tè verde o infusi alle erbe possono completare perfettamente questa fase finale del pasto festivo.

In sintesi, prestando attenzione alle porzioni e agli abbinamenti durante le festività si può creare un'atmosfera conviviale e salutare che valorizza ogni singolo piatto servito.

4
Tradizioni Culinarie Natalizie

4.1 Origini delle Ricette Tipiche

Le ricette tipiche del periodo natalizio affondano le loro radici in tradizioni secolari, influenzate da culture diverse e da pratiche locali che si sono evolute nel tempo. Ogni regione italiana ha sviluppato piatti unici, spesso legati a eventi storici, religiosi o agricoli. Queste ricette non solo riflettono la disponibilità degli ingredienti stagionali, ma anche il patrimonio culturale e le usanze familiari che si tramandano di generazione in generazione.

Ad esempio, il **panettone**, dolce simbolo del Natale milanese, ha origini che risalgono al XV secolo. La sua creazione è attribuita a un giovane cuoco di nome Toni, che lavorava per un nobile milanese. La leggenda narra che, dopo aver bruciato un dolce preparato per una festa, decise di utilizzare gli avanzi di pasta per creare un nuovo dessert arricchito con uvetta e canditi. Questo gesto creativo ha dato vita a uno dei dolci più amati d'Italia.

In altre regioni, come la Campania, troviamo il **struffoli**, piccole palline di pasta fritta immerse nel miele e decorate con confettini colorati. Questa ricetta è legata alla celebrazione della Natività e simboleggia la gioia e l'abbondanza del periodo festivo. Le origini degli struffoli possono essere rintracciate nelle tradizioni greche e romane, evidenziando come le influenze culturali abbiano plasmato i piatti natalizi italiani.

Un altro esempio significativo è rappresentato dai **cappelletti**, tipici dell'Emilia-Romagna. Questi ravioli ripieni vengono tradizionalmente serviti in brodo durante il pranzo di Natale ed esprimono l'importanza della convivialità familiare attorno alla tavola. La preparazione dei cappelletti è spesso un'attività collettiva che coinvolge tutta la famiglia, sottolineando il valore delle relazioni interpersonali durante le festività.

In sintesi, le origini delle ricette tipiche natalizie sono intrinsecamente legate alla storia locale e alle tradizioni familiari. Ogni piatto racconta una storia unica che contribuisce a rendere il Natale un momento speciale da condividere con i propri cari.

4.2 Influenza Culturale sulle Scelte Alimentari

L'influenza culturale sulle scelte alimentari durante il periodo natalizio è un aspetto fondamentale che riflette la diversità e la ricchezza delle tradizioni italiane. Ogni regione, con le sue peculiarità storiche e sociali, contribuisce a creare un mosaico di piatti che non solo soddisfano il palato, ma raccontano anche storie di identità e appartenenza. Le festività natalizie diventano così un'occasione per riscoprire e valorizzare le tradizioni culinarie locali.

Un esempio emblematico è rappresentato dalla **cucina del Sud Italia**, dove i piatti natalizi sono spesso influenzati da una forte componente religiosa e comunitaria. In Campania, ad esempio, il **baccalà** viene preparato in vari modi, simbolizzando l'abbondanza e la convivialità tipica delle celebrazioni natalizie. La preparazione del baccalà alla napoletana non è solo un atto culinario, ma un momento di aggregazione familiare che coinvolge tutti i membri della famiglia nella scelta degli ingredienti e nella cottura.

D'altra parte, nel **Nord Italia**, le tradizioni culinarie si intrecciano con l'uso di ingredienti locali come il riso o i formaggi. Piatti come il **risotto al barolo** o i **tortellini in brodo** non sono solo cibi da gustare; essi rappresentano una connessione profonda con il territorio e le sue risorse. La preparazione dei tortellini è spesso vista come un rito collettivo che riunisce generazioni diverse attorno a una tavola imbandita.

Inoltre, l'immigrazione ha giocato un ruolo cruciale nell'arricchire le tradizioni culinarie italiane durante il Natale. Le influenze provenienti da culture diverse hanno portato all'introduzione di nuovi ingredienti e tecniche culinarie, creando fusioni interessanti che arricchiscono ulteriormente la tavola festiva. Ad esempio, dolci come il **panettone**, pur avendo origini milanesi, hanno subito variazioni regionali grazie all'influsso di altre culture gastronomiche.

In sintesi, l'influenza culturale sulle scelte alimentari durante le festività natalizie non si limita alla mera preparazione dei piatti; essa abbraccia valori sociali profondi legati alla famiglia, alla comunità e al territorio. Ogni piatto diventa così un simbolo di identità culturale che celebra la ricchezza delle tradizioni italiane.

4.3 Evoluzione delle Tradizioni nel Tempo

L'evoluzione delle tradizioni culinarie natalizie in Italia è un fenomeno affascinante che riflette non solo i cambiamenti sociali ed economici, ma anche le influenze culturali e storiche che hanno plasmato il paese nel corso dei secoli. Le tradizioni alimentari, infatti, non sono statiche; esse si adattano e si trasformano in risposta a nuove realtà, mantenendo però un legame profondo con il passato.

Nel corso del tempo, molte ricette tipiche del Natale hanno subito variazioni significative. Ad esempio, il **panettone**, originario di Milano, ha visto l'introduzione di ingredienti come cioccolato e frutta esotica, riflettendo l'apertura dell'Italia verso il mondo globale. Questa evoluzione non è solo una questione di gusto; rappresenta anche un modo per le famiglie di reinterpretare le proprie tradizioni in base alle nuove generazioni e alle loro preferenze.

Inoltre, la crescente mobilità della popolazione italiana ha portato a una fusione di tradizioni regionali. Piatti tipici del Sud Italia possono ora essere trovati nelle tavole del Nord e viceversa. La **cucina fusion**, che combina elementi di diverse culture gastronomiche, sta diventando sempre più comune durante le festività natalizie. Questo scambio culturale arricchisce ulteriormente la tavola natalizia italiana, rendendola un vero e proprio palcoscenico di sapori diversi.

Un altro aspetto significativo dell'evoluzione delle tradizioni culinarie è l'impatto della tecnologia moderna sulla preparazione dei cibi. L'uso di strumenti innovativi e tecniche culinarie avanzate ha reso possibile la creazione di piatti complessi in tempi ridotti. Tuttavia, molti chef continuano a valorizzare metodi tradizionali per preservare l'autenticità dei piatti storici.

Infine, la crescente consapevolezza riguardo alla sostenibilità ha influenzato le scelte alimentari durante il Natale. Sempre più famiglie scelgono ingredienti locali e biologici per i loro pasti festivi, contribuendo così a una cucina più responsabile dal punto di vista ambientale. In questo modo, le tradizioni culinarie non solo celebrano il passato ma si proiettano anche verso un futuro più sostenibile.

5
Tecniche di Mindfulness nell'Alimentazione

5.1 Esercizi Pratici di Consapevolezza

La consapevolezza alimentare è un approccio che incoraggia a prestare attenzione al momento presente, specialmente durante i pasti. Questo non solo aiuta a migliorare il rapporto con il cibo, ma promuove anche una maggiore soddisfazione e benessere psicologico. Gli esercizi pratici di mindfulness nell'alimentazione possono essere strumenti efficaci per affrontare le tentazioni e gli eccessi tipici del periodo natalizio.

Un primo esercizio consiste nel **prendere un momento di pausa prima di mangiare**. Prima di iniziare il pasto, siediti in un luogo tranquillo e respira profondamente per alcuni istanti. Concentrati sul tuo respiro e sulle sensazioni del tuo corpo. Chiediti: "Ho davvero fame?" Questo semplice atto può aiutarti a distinguere tra fame fisica ed emozionale, riducendo la probabilità di mangiare per noia o stress.

Un altro esercizio utile è la **meditazione del cibo**. Scegli un alimento che ti piace particolarmente, come una fetta di panettone o un biscotto natalizio. Osserva attentamente l'aspetto dell'alimento, il suo profumo e la sua consistenza. Prima di assaggiarlo, prendi nota delle tue aspettative e dei tuoi desideri legati a quel cibo. Poi, assapora lentamente ogni morso, prestando attenzione alle diverse sfumature di gusto e alla sensazione che provoca nel tuo corpo. Questo esercizio non solo arricchisce l'esperienza culinaria ma aiuta anche a riconoscere quando sei sazio.

Infine, considera l'idea di tenere un **diario alimentare consapevole**. Annota ciò che mangi insieme alle emozioni che provi prima e dopo i pasti. Questa pratica ti permetterà di identificare schemi ricorrenti nelle tue abitudini alimentari e nelle tue reazioni emotive al cibo. Con il tempo, potrai sviluppare una maggiore consapevolezza riguardo alle scelte alimentari fatte durante le festività.

Incorporando questi esercizi nella tua routine quotidiana durante le festività natalizie, puoi trasformare il modo in cui vivi il cibo da semplice necessità a esperienza gratificante e consapevole.

5.2 Riflessioni sulle Emozioni Legate al Cibo

Le emozioni giocano un ruolo cruciale nel nostro rapporto con il cibo, influenzando non solo le scelte alimentari ma anche la qualità della nostra vita quotidiana. Comprendere come le emozioni si intrecciano con l'alimentazione è fondamentale per sviluppare una consapevolezza più profonda e migliorare il benessere psicologico. Spesso, mangiamo non solo per soddisfare la fame fisica, ma anche per affrontare stati d'animo come stress, ansia o tristezza.

Un aspetto interessante da considerare è il concetto di **cibo emotivo**, che si riferisce all'uso del cibo come strumento per gestire le emozioni. Ad esempio, molte persone tendono a cercare comfort in alimenti ricchi di zuccheri o grassi quando si sentono giù di morale. Questo comportamento può portare a un ciclo vizioso: il consumo di cibi "comfort" può fornire un sollievo temporaneo, ma spesso porta a sensi di colpa e vergogna successivi, creando così una relazione disfunzionale con il cibo.

Per affrontare queste dinamiche emotive, è utile praticare la **consapevolezza delle emozioni**. Prima di mangiare, chiediti quali sentimenti stai provando e se questi sono realmente legati alla fame. Questa riflessione può aiutarti a riconoscere se stai mangiando per motivi emotivi piuttosto che fisiologici. Inoltre, tenere un diario delle emozioni legate al cibo può rivelarsi uno strumento prezioso: annota i momenti in cui senti il bisogno di mangiare e le emozioni che ti accompagnano. Con il tempo, potrai identificare schemi ricorrenti e lavorare su strategie alternative per affrontare quelle emozioni senza ricorrere al cibo.

Infine, è importante ricordare che ogni individuo ha una storia unica riguardo al proprio rapporto con il cibo e le emozioni. La consapevolezza alimentare non deve essere vista come una soluzione universale; piuttosto, dovrebbe essere personalizzata in base alle proprie esperienze e necessità. Attraverso questa introspezione e pratica consapevole, possiamo trasformare la nostra relazione con il cibo da fonte di conflitto a opportunità di crescita personale.

5.3 Sviluppare un Approccio Equilibrato

Sviluppare un approccio equilibrato all'alimentazione è fondamentale per promuovere una relazione sana con il cibo e migliorare il benessere generale. Questo concetto implica non solo la scelta di alimenti nutrienti, ma anche l'integrazione di pratiche di mindfulness che ci aiutano a riconoscere i segnali del nostro corpo e a rispondere ad essi in modo adeguato. Un approccio equilibrato si basa sulla consapevolezza delle proprie esigenze fisiche ed emotive, permettendo di fare scelte alimentari più informate e soddisfacenti.

Un aspetto chiave per sviluppare questo equilibrio è la **varietà nella dieta**. Mangiare una gamma diversificata di alimenti non solo fornisce al corpo tutti i nutrienti necessari, ma aiuta anche a prevenire la noia alimentare. È utile esplorare nuovi ingredienti e ricette, rendendo il pasto un'esperienza piacevole piuttosto che un obbligo. Inoltre, prestare attenzione alla qualità degli alimenti è altrettanto importante: scegliere prodotti freschi e locali può migliorare sia il sapore che il valore nutrizionale dei pasti.

La **consapevolezza durante i pasti** gioca un ruolo cruciale nel raggiungere un approccio equilibrato. Prendersi il tempo per gustare ogni boccone, masticando lentamente e apprezzando le diverse consistenze e sapori, può aumentare la soddisfazione del pasto e ridurre la probabilità di mangiare in modo impulsivo o distratto. Questa pratica non solo favorisce una digestione migliore, ma aiuta anche a riconoscere quando si è sazi, evitando così l'eccesso alimentare.

Infine, è essenziale considerare l'importanza della **flessibilità**. Un approccio rigido alle abitudini alimentari può portare a sentimenti di privazione o colpa. Permettere occasionalmente indulgenze senza giudizio contribuisce a mantenere una relazione positiva con il cibo. L'equilibrio non significa eliminazione totale degli "alimenti proibiti", ma piuttosto integrarli in modo consapevole nella propria dieta quotidiana.

In sintesi, sviluppare un approccio equilibrato all'alimentazione richiede impegno e pratica costante. Attraverso la varietà, la consapevolezza e la flessibilità possiamo costruire una relazione sana con il cibo che supporta non solo il nostro benessere fisico ma anche quello emotivo.

6
Attività Fisica durante le Festività

6.1 Importanza del Movimento per il Benessere

Durante le festività, l'importanza del movimento si fa ancora più evidente, poiché il periodo natalizio è spesso caratterizzato da un aumento delle calorie assunte e da una diminuzione dell'attività fisica. Integrare il movimento nella routine quotidiana non solo aiuta a mantenere un equilibrio calorico, ma contribuisce anche al benessere psicologico e alla gestione dello stress tipici di questo periodo.

Il movimento regolare stimola la produzione di endorfine, noti come "ormoni della felicità", che possono contrastare i sentimenti di ansia e depressione che talvolta emergono durante le festività. Inoltre, l'attività fisica migliora la qualità del sonno, fondamentale per affrontare le giornate frenetiche tipiche di questo periodo. Anche brevi sessioni di esercizio possono avere effetti positivi sul nostro umore e sulla nostra energia.

È importante considerare che il movimento non deve necessariamente essere intenso o strutturato; anche attività semplici come passeggiate dopo i pasti o giochi all'aperto con i bambini possono fare la differenza. Queste pratiche non solo favoriscono la digestione, ma creano anche momenti di convivialità e connessione con gli altri, elementi essenziali per un Natale sereno.

- Incoraggiare attività fisiche in famiglia, come escursioni o pattinaggio sul ghiaccio.
- Pianificare brevi sessioni di allenamento a casa utilizzando video online o app dedicate.
- Utilizzare le scale invece dell'ascensore e parcheggiare lontano dall'ingresso dei negozi per aumentare l'attività quotidiana.

Infine, è fondamentale ricordare che ogni piccolo passo conta. L'obiettivo non è solo quello di compensare gli eccessi alimentari, ma piuttosto quello di promuovere uno stile di vita attivo che possa continuare anche oltre le festività. Adottando un approccio proattivo verso il movimento durante questo periodo festivo, possiamo garantire un Natale più sano e felice, dove il benessere fisico e mentale diventa una priorità condivisa.

6.2 Modi per Integrare l'Attività Fisica nella Routine

Integrare l'attività fisica nella routine quotidiana durante le festività è fondamentale per mantenere un equilibrio tra il piacere del cibo e il benessere fisico. Le festività possono portare a una vita più sedentaria, ma ci sono molte strategie pratiche che possono aiutare a rimanere attivi senza compromettere il divertimento e la convivialità tipiche di questo periodo.

Una delle modalità più efficaci è quella di pianificare attività fisiche come parte degli eventi festivi. Ad esempio, organizzare una passeggiata in famiglia dopo i pasti può trasformarsi in un momento di condivisione e relax, oltre a favorire la digestione. Anche giochi all'aperto, come il frisbee o la pallavolo, possono coinvolgere tutti i membri della famiglia e rendere l'attività fisica divertente e sociale.

Inoltre, è possibile sfruttare le pause tra un impegno festivo e l'altro per dedicarsi a brevi sessioni di esercizio. Anche solo 10-15 minuti di stretching o esercizi a corpo libero possono fare la differenza nel mantenere alta l'energia e migliorare l'umore. Utilizzare app o video online può fornire ispirazione e guida per allenamenti rapidi ed efficaci da svolgere anche in casa.

Un'altra strategia utile è quella di incorporare piccoli cambiamenti nella routine quotidiana. Ad esempio, scegliere di utilizzare le scale invece dell'ascensore o parcheggiare più lontano dall'ingresso dei negozi non solo aumenta l'attività fisica giornaliera, ma offre anche opportunità per godersi l'atmosfera natalizia mentre si cammina. Questi piccoli gesti contribuiscono a creare uno stile di vita attivo senza richiedere un grande sforzo organizzativo.

Infine, è importante ricordare che ogni passo conta: non serve essere perfetti nell'integrare attività fisica; ciò che conta è fare del proprio meglio per rimanere attivi durante questo periodo festivo. Creando abitudini positive ora, possiamo garantire che queste continuino anche dopo le festività, promuovendo così un benessere duraturo.

6.3 Esercizi Facili da Fare a Casa

Durante le festività, mantenere un regime di attività fisica può sembrare una sfida, soprattutto quando si è circondati da cibi deliziosi e impegni sociali. Tuttavia, eseguire esercizi semplici a casa non solo è possibile, ma può anche essere un modo divertente per rimanere attivi senza dover uscire. Questi esercizi possono essere facilmente integrati nella routine quotidiana e richiedono poco o nessun equipaggiamento.

Un ottimo punto di partenza sono gli **esercizi a corpo libero**, che sfruttano il peso del corpo per tonificare i muscoli. Tra questi, le **flessioni** sono particolarmente efficaci: possono essere eseguite in diverse varianti per adattarsi al livello di fitness individuale. Le flessioni sulle ginocchia sono ideali per i principianti, mentre le flessioni complete offrono una sfida maggiore. Un altro esercizio utile è il **squat**, che coinvolge i muscoli delle gambe e dei glutei; basta posizionarsi in piedi con i piedi alla larghezza delle spalle e abbassarsi come se ci si volesse sedere su una sedia invisibile.

Per chi cerca un'attività più dinamica, il **jumping jack** è perfetto: questo esercizio cardiovascolare aumenta la frequenza cardiaca ed è facile da eseguire anche in spazi ristretti. Inoltre, dedicare qualche minuto a **stretching** aiuta a migliorare la flessibilità e ridurre la tensione muscolare accumulata durante le festività.

Anche l'uso di oggetti comuni in casa può trasformarsi in un'opportunità di allenamento: ad esempio, bottiglie d'acqua piene possono fungere da pesi per esercizi come il bicipite curl o il tricipite kickback. Infine, non dimentichiamo l'importanza della **danzoterapia**: ballare sulle note delle canzoni natalizie preferite non solo fa muovere il corpo ma solleva anche l'umore!

Mantenere un approccio ludico all'esercizio fisico durante le festività permette di godersi appieno questo periodo dell'anno senza rinunciare al benessere fisico. Con pochi minuti al giorno dedicati a questi semplici esercizi, è possibile affrontare le festività con energia e vitalità.

7
Gestione degli Eccessi Alimentari

7.1 Strategie per Evitare gli Eccessi

Durante il periodo natalizio, la tentazione di indulgere in eccessi alimentari è particolarmente forte, ma esistono strategie efficaci per mantenere un equilibrio. Queste tecniche non solo aiutano a prevenire l'aumento di peso, ma promuovono anche una relazione più sana con il cibo. È fondamentale approcciare le festività con consapevolezza e pianificazione.

Una delle prime strategie consiste nel **pianificare i pasti**. Prima di partecipare a eventi festivi o cene, è utile stabilire in anticipo cosa si intende mangiare. Creare un menu che includa piatti sani e bilanciati permette di avere un controllo maggiore sulle porzioni e sugli ingredienti utilizzati. Inoltre, preparare piatti leggeri da portare alle feste può contribuire a evitare la tentazione di consumare solo cibi ad alto contenuto calorico.

Un altro aspetto cruciale è **praticare la mindfulness durante i pasti**. Questo significa prestare attenzione ai segnali del corpo riguardo alla fame e alla sazietà. Mangiare lentamente e senza distrazioni consente di gustare ogni boccone e riconoscere quando si è soddisfatti, riducendo così il rischio di mangiare oltre il necessario. Tecniche come respirazioni profonde prima dei pasti possono aiutare a centrare l'attenzione sul momento presente.

Inoltre, è importante **non saltare i pasti**. Durante le festività, molte persone tendono a digiunare durante il giorno per "risparmiare" calorie per la cena. Tuttavia, questo approccio può portare a una fame eccessiva che spesso sfocia in abbuffate. Consumare piccoli spuntini sani durante la giornata aiuta a mantenere stabili i livelli energetici e previene l'eccesso al pasto principale.

Infine, integrare **l'attività fisica** nella routine quotidiana è essenziale. Anche brevi passeggiate dopo i pasti possono fare una grande differenza nel metabolismo e nel benessere generale. Coinvolgere amici e familiari in attività ludiche all'aperto rende l'esercizio fisico più piacevole e meno gravoso.

Adottando queste strategie pratiche, è possibile godere delle festività senza compromettere la propria salute o benessere psicologico. La chiave risiede nella consapevolezza delle proprie scelte alimentari e nell'approccio equilibrato verso il cibo.

7.2 Come Affrontare le Tentazioni Natalizie

Il periodo natalizio è spesso associato a festeggiamenti e abbondanza di cibo, il che può rendere difficile mantenere un'alimentazione equilibrata. Affrontare le tentazioni natalizie richiede una combinazione di consapevolezza, pianificazione e strategie pratiche per godere delle festività senza compromettere la salute. È fondamentale riconoscere che le festività non devono essere vissute come un momento di privazione, ma piuttosto come un'opportunità per fare scelte alimentari più consapevoli.

Una strategia efficace è **stabilire limiti personali**. Prima di partecipare a eventi festivi, è utile riflettere su quali cibi si desidera davvero gustare e stabilire delle porzioni ragionevoli. Ad esempio, se si sa che ci sarà un dolce speciale preparato da un familiare, si può decidere in anticipo di assaporarlo con moderazione, evitando però di lasciarsi andare a snack poco salutari durante l'evento.

Inoltre, **coinvolgere gli altri** nella propria strategia alimentare può rivelarsi vantaggioso. Condividere obiettivi e piani con amici o familiari crea un senso di responsabilità reciproca. Si possono anche organizzare attività culinarie insieme, preparando piatti sani e gustosi che possano sostituire quelli più calorici. Questo non solo promuove scelte alimentari migliori ma rende anche l'esperienza culinaria più divertente e coinvolgente.

Un altro aspetto importante è **sfruttare la varietà dei cibi disponibili**. Durante le festività ci sono molte opzioni diverse; scegliere piatti ricchi di verdure o frutta fresca può aiutare a bilanciare i pasti. Inoltre, optare per metodi di cottura leggeri come la griglia o al vapore permette di ridurre l'apporto calorico senza sacrificare il gusto.

Infine, **praticare la gratitudine** durante i pasti può cambiare radicalmente l'approccio al cibo. Riconoscere il valore del cibo e apprezzarne i sapori aiuta a sviluppare una relazione più sana con esso. Prendersi un momento prima dei pasti per esprimere gratitudine per ciò che si sta per mangiare può aumentare la consapevolezza e ridurre il rischio di abbuffate impulsive.

7.3 Rimanere Motivati durante le Festività

Le festività rappresentano un periodo di gioia e celebrazione, ma possono anche diventare una sfida per chi cerca di mantenere uno stile di vita sano. Rimanere motivati durante questo periodo richiede strategie specifiche che aiutino a bilanciare il piacere del cibo con la necessità di prendersi cura della propria salute. È fondamentale affrontare le festività con una mentalità positiva e proattiva.

Una delle chiavi per rimanere motivati è **stabilire obiettivi realistici**. Prima dell'inizio delle festività, è utile definire cosa si desidera raggiungere in termini di alimentazione e attività fisica. Questi obiettivi dovrebbero essere specifici, misurabili e raggiungibili, come ad esempio "partecipare a tre sessioni di allenamento a settimana" o "limitare i dolci a una porzione al giorno". Avere un piano chiaro aiuta a mantenere la concentrazione e la determinazione.

Inoltre, **creare routine quotidiane** può essere estremamente utile. Durante le festività, gli impegni sociali possono rendere difficile mantenere abitudini sane. Stabilire orari fissi per i pasti e l'esercizio fisico può contribuire a creare una struttura che facilita il rispetto degli obiettivi prefissati. Ad esempio, dedicare del tempo ogni mattina per una passeggiata o un breve allenamento può fare la differenza nel mantenimento della motivazione.

Coinvolgere amici e familiari nelle proprie scelte alimentari è un'altra strategia efficace. Condividere i propri obiettivi con persone care non solo crea un senso di responsabilità reciproca, ma rende anche più divertente il percorso verso uno stile di vita sano. Organizzare eventi festivi incentrati su piatti sani o attività fisiche insieme può trasformare le tradizioni in occasioni per celebrare senza compromettere la salute.

Infine, **praticare l'auto-compassione** è essenziale durante le festività. È normale concedersi qualche strappo alla regola; ciò che conta è come si reagisce dopo. Invece di cadere nella trappola del rimorso o della frustrazione, è importante riconoscere che ogni giorno offre nuove opportunità per fare scelte migliori. Mantenendo un atteggiamento positivo e flessibile si favorisce una relazione sana con il cibo e si promuove il benessere generale.

8
Nutrizione e Salute Mentale

8.1 Relazione tra Alimentazione e Stato d'Animo

La relazione tra alimentazione e stato d'animo è un tema di crescente interesse nella comunità scientifica e tra i professionisti della salute mentale. Numerosi studi hanno dimostrato che ciò che mangiamo non influisce solo sul nostro corpo, ma anche sulla nostra mente. In particolare, alcuni nutrienti possono avere un impatto diretto sulle emozioni e sul benessere psicologico.

Un aspetto fondamentale da considerare è il ruolo dei **neurotrasmettitori**, sostanze chimiche nel cervello che regolano l'umore. Ad esempio, la serotonina, spesso definita "l'ormone della felicità", è influenzata dalla dieta. Alimenti ricchi di triptofano, come noci, semi e latticini, possono favorire la produzione di serotonina, contribuendo a migliorare l'umore. D'altra parte, una dieta povera di nutrienti essenziali può portare a squilibri chimici nel cervello, aumentando il rischio di depressione e ansia.

Inoltre, il consumo di zuccheri raffinati e cibi altamente processati è stato associato a fluttuazioni dell'umore. Questi alimenti possono causare picchi glicemici seguiti da rapidi cali energetici, portando a irritabilità e stanchezza. Al contrario, una dieta equilibrata ricca di frutta, verdura e cereali integrali può stabilizzare i livelli energetici e promuovere una sensazione generale di benessere.

È interessante notare come le tradizioni culinarie influenzino anche il nostro stato d'animo durante periodi festivi come il Natale. Le celebrazioni sono spesso accompagnate da piatti tipici che evocano sentimenti di nostalgia e connessione sociale. Tuttavia, è importante mantenere un equilibrio per evitare gli effetti negativi degli eccessi alimentari.

Infine, pratiche come la **mindfulness** applicata all'alimentazione possono aiutare a sviluppare una maggiore consapevolezza delle proprie scelte alimentari e delle emozioni ad esse associate. Imparare a riconoscere i segnali del corpo può portare a un rapporto più sano con il cibo e contribuire al miglioramento del benessere mentale complessivo.

8.2 Alimenti che Favoriscono il Benessere Psicologico

La scelta degli alimenti gioca un ruolo cruciale nel promuovere il benessere psicologico. Diversi studi hanno evidenziato come una dieta equilibrata e ricca di nutrienti possa influenzare positivamente l'umore e la salute mentale. In particolare, alcuni alimenti sono stati associati a effetti benefici sulla mente, contribuendo a ridurre sintomi di ansia e depressione.

Tra gli alimenti più efficaci per il benessere psicologico troviamo i **grassi omega-3**, presenti in pesci come salmone, sgombro e sardine. Questi acidi grassi essenziali sono noti per le loro proprietà antinfiammatorie e per il loro ruolo nella modulazione dell'umore. Ricerche suggeriscono che un adeguato apporto di omega-3 possa migliorare la funzione cerebrale e ridurre i sintomi depressivi.

Un altro gruppo di alimenti da considerare è quello delle **frutta e verdura**. Questi cibi non solo forniscono vitamine e minerali essenziali, ma contengono anche antiossidanti che combattono lo stress ossidativo nel cervello. Frutti come mirtilli, arance e kiwi sono particolarmente ricchi di vitamina C, che ha dimostrato di avere effetti positivi sull'umore.

I **cereali integrali**, come avena, quinoa e riso integrale, sono fondamentali per mantenere stabili i livelli di zucchero nel sangue. Un livello costante di glucosio è essenziale per evitare sbalzi d'umore improvvisi. Inoltre, questi alimenti favoriscono la produzione di serotonina, contribuendo così a una sensazione generale di benessere.

- **Noci e semi:** Ricchi di magnesio, possono aiutare a ridurre l'ansia.
- **Latticini fermentati:** Yogurt e kefir contengono probiotici che supportano la salute intestinale, influenzando positivamente anche l'umore.
- **Tè verde:** Contiene L-teanina, un aminoacido noto per le sue proprietà calmanti.

Infine, è importante sottolineare l'importanza della **consapevolezza alimentare**. Pratiche come mangiare lentamente e prestare attenzione ai segnali del corpo possono migliorare non solo la digestione ma anche il rapporto con il cibo stesso. Questo approccio può portare a scelte più sane ed equilibrate nel lungo termine.

8.3 Importanza dell'Idratazione

L'idratazione è un aspetto fondamentale per il mantenimento della salute mentale e fisica. L'acqua non solo è essenziale per le funzioni corporee di base, ma gioca anche un ruolo cruciale nel supportare le funzioni cognitive e l'umore. La disidratazione, anche lieve, può influenzare negativamente la concentrazione, la memoria e l'equilibrio emotivo.

Studi recenti hanno dimostrato che una corretta idratazione può migliorare significativamente le prestazioni cognitive. Ad esempio, una ricerca ha evidenziato come gli individui disidratati mostrino una diminuzione della capacità di attenzione e una maggiore difficoltà nel prendere decisioni. Questo è particolarmente rilevante in situazioni di stress o quando si affrontano compiti complessi, dove la lucidità mentale è fondamentale.

Inoltre, l'idratazione influisce sulla produzione di neurotrasmettitori come la serotonina e la dopamina, che sono cruciali per regolare l'umore. Una carenza d'acqua può portare a sintomi di ansia e depressione, poiché il corpo fatica a mantenere un equilibrio chimico ottimale. Pertanto, bere acqua a sufficienza non solo aiuta a prevenire problemi fisici ma contribuisce anche al benessere psicologico.

È importante notare che le esigenze idriche possono variare da persona a persona in base all'età, al livello di attività fisica e alle condizioni climatiche. Gli esperti raccomandano generalmente di bere almeno otto bicchieri d'acqua al giorno; tuttavia, ascoltare i segnali del proprio corpo è altrettanto cruciale. Segni come secchezza delle labbra o urine scure possono indicare la necessità di aumentare l'assunzione di liquidi.

- **Acqua:** La fonte principale di idratazione.
- **Tisane:** Offrono varietà senza caffeina e possono contribuire all'apporto idrico.
- **Cibi ricchi d'acqua:** Frutta e verdura come anguria e cetrioli sono ottime fonti aggiuntive.

In conclusione, mantenere un adeguato livello di idratazione è essenziale non solo per il funzionamento fisico del corpo ma anche per sostenere una buona salute mentale. Investire nella propria idratazione quotidiana può portare a miglioramenti significativi nel benessere generale.

9
Coinvolgere la Famiglia nella Dieta Natalizia

9.1 Attività Culinarie da Fare Insieme

Il periodo natalizio è un momento ideale per rafforzare i legami familiari attraverso attività culinarie condivise. Coinvolgere la famiglia nella preparazione dei pasti non solo rende l'esperienza più divertente, ma permette anche di trasmettere tradizioni e valori legati al cibo. Le attività culinarie possono diventare un'opportunità per insegnare ai più giovani l'importanza di una dieta equilibrata, senza rinunciare al piacere della convivialità.

Una delle attività più apprezzate è la preparazione dei biscotti natalizi. Ogni membro della famiglia può contribuire con le proprie idee e ricette, creando un'atmosfera di collaborazione e creatività. I bambini possono divertirsi a decorare i biscotti con glassa colorata e zuccherini, mentre gli adulti possono occuparsi della parte più tecnica della preparazione dell'impasto. Questo processo non solo stimola la loro manualità, ma offre anche l'occasione di discutere ingredienti sani e alternative più leggere.

Un'altra idea coinvolgente è organizzare una serata di cucina internazionale, dove ogni familiare porta una ricetta tipica del proprio paese o regione. Questa esperienza non solo arricchisce il repertorio culinario della famiglia, ma promuove anche la scoperta di culture diverse attraverso il cibo. Durante queste serate, si può incoraggiare il dialogo sulle origini dei piatti e sull'importanza degli ingredienti freschi e locali.

Inoltre, è possibile dedicarsi alla preparazione di piatti tradizionali natalizi in modo sano. Ad esempio, si possono reinterpretare ricette classiche sostituendo ingredienti ad alto contenuto calorico con alternative più leggere senza compromettere il sapore. Coinvolgere tutti nella scelta degli ingredienti e nella pianificazione dei pasti aiuta a creare consapevolezza alimentare e responsabilità verso ciò che si consuma.

Infine, non dimentichiamo l'importanza del momento conviviale attorno alla tavola dopo aver cucinato insieme. Condividere i risultati delle proprie fatiche culinarie crea un senso di realizzazione collettiva ed è un ottimo modo per rafforzare i legami familiari durante le festività natalizie.

9.2 Educare i Bambini a Scelte Alimentari Sane

Educare i bambini a fare scelte alimentari sane è fondamentale per promuovere uno stile di vita equilibrato e prevenire problemi di salute futuri. Durante il periodo natalizio, le famiglie possono sfruttare l'atmosfera festiva per insegnare ai più giovani l'importanza di una dieta nutriente, integrando divertimento e apprendimento.

Un approccio efficace è quello di coinvolgere i bambini nella pianificazione dei pasti. Chiedere loro di scegliere ingredienti freschi al mercato o in negozi locali non solo li educa sull'importanza della qualità del cibo, ma stimola anche la curiosità verso nuovi sapori e piatti. Ad esempio, si può organizzare una "caccia al tesoro" per trovare frutta e verdura colorata, trasformando un'attività quotidiana in un gioco educativo.

Inoltre, è utile spiegare il valore nutrizionale degli alimenti attraverso attività pratiche. Creare un poster con le diverse categorie alimentari e i loro benefici può essere un modo visivo e interattivo per far comprendere ai bambini perché certi cibi sono migliori di altri. Si possono includere immagini attraenti e informazioni semplici che possano facilmente ricordare.

Le festività offrono anche l'opportunità di preparare insieme piatti sani reinterpretando ricette tradizionali. Invece di limitarsi a dolci ad alto contenuto calorico, si possono realizzare dessert a base di frutta fresca o yogurt naturale. Questo non solo insegna ai bambini che esistono alternative gustose ma anche salutari, ma incoraggia la creatività in cucina.

Infine, è importante creare momenti conviviali attorno alla tavola dove si discute apertamente delle scelte alimentari fatte durante le festività. Incoraggiare i bambini a esprimere le proprie opinioni sui piatti serviti favorisce una maggiore consapevolezza riguardo ciò che mangiano e li rende partecipi nel processo decisionale legato all'alimentazione.

9.3 Creare Tradizioni Familiari Sostenibili

Creare tradizioni familiari sostenibili durante il periodo natalizio non solo arricchisce l'esperienza festiva, ma contribuisce anche a un futuro più responsabile e consapevole. Le festività sono un momento ideale per riflettere su come le nostre abitudini alimentari e le scelte quotidiane possano influenzare l'ambiente e la salute della nostra famiglia.

Una delle prime iniziative da considerare è l'adozione di un albero di Natale vivo, che può essere riutilizzato negli anni successivi o piantato dopo le festività. Questo gesto non solo riduce i rifiuti, ma offre anche ai bambini una lezione preziosa sulla cura dell'ambiente. Inoltre, si può coinvolgere tutta la famiglia nella decorazione dell'albero con ornamenti fatti a mano utilizzando materiali riciclati o naturali, creando così un legame affettivo con ogni decorazione.

Un'altra tradizione sostenibile potrebbe essere quella di organizzare un "mercato natalizio" in cui ogni membro della famiglia porta un piatto preparato con ingredienti locali e di stagione. Questo non solo promuove una dieta sana e varia, ma incoraggia anche il supporto all'economia locale. Durante questo evento, si possono condividere storie legate ai piatti preparati, creando così un'atmosfera di convivialità e apprendimento reciproco.

Inoltre, è possibile dedicare del tempo alla creazione di regali fatti a mano utilizzando materiali riciclati o naturali. Questa pratica non solo riduce l'impatto ambientale dei regali commerciali, ma insegna anche ai bambini il valore del lavoro manuale e della creatività. Ogni regalo può essere accompagnato da una nota che spiega il processo creativo dietro la sua realizzazione, rendendo il dono ancora più speciale.

Infine, è fondamentale instaurare momenti di riflessione familiare durante le festività per discutere insieme delle scelte fatte e dei valori che si vogliono trasmettere alle generazioni future. Questi dialoghi possono aiutare i bambini a comprendere l'importanza della sostenibilità nelle loro vite quotidiane e a sentirsi parte attiva nel cambiamento verso uno stile di vita più responsabile.

10
Superare i Sensori di Colpa Associati al Cibo

10.1 Accettazione e Amore per Se Stessi

L'accettazione e l'amore per se stessi sono fondamentali per superare i sensori di colpa associati al cibo, specialmente durante le festività natalizie. In un periodo in cui il cibo è spesso al centro delle celebrazioni, è facile cadere nella trappola del giudizio e della critica verso se stessi. Riconoscere il proprio valore intrinseco, indipendentemente dalle scelte alimentari, è essenziale per costruire un rapporto sano con il cibo.

Accettarsi significa abbracciare ogni parte di sé, comprese le imperfezioni. Questo approccio non solo promuove una visione positiva del corpo, ma aiuta anche a ridurre l'ansia legata all'alimentazione. Quando ci si sente bene con se stessi, si è meno inclini a ricorrere a comportamenti alimentari disordinati come il binge eating o la restrizione severa. L'amore per se stessi implica anche la capacità di perdonarsi per eventuali eccessi durante le festività; ciò consente di godere dei momenti conviviali senza sensi di colpa.

Un modo efficace per coltivare l'accettazione personale è praticare la gratitudine. Tenere un diario della gratitudine può aiutare a focalizzarsi sugli aspetti positivi della propria vita e del proprio corpo. Scrivere quotidianamente tre cose per cui si è grati può trasformare la propria mentalità da negativa a positiva, creando uno spazio mentale più sereno in cui affrontare le sfide alimentari.

Inoltre, la mindfulness gioca un ruolo cruciale nell'accettazione di sé. Pratiche come la meditazione possono aiutare a sviluppare una maggiore consapevolezza dei propri pensieri e sentimenti riguardo al cibo e al corpo. Imparando ad osservare questi pensieri senza giudicarli, si può iniziare a distaccarsi dai sensi di colpa che spesso accompagnano le scelte alimentari durante le festività.

Infine, circondarsi di persone che promuovono una visione positiva del corpo e dell'alimentazione può rafforzare ulteriormente l'amore per se stessi. Le relazioni sane incoraggiano l'autenticità e supportano il percorso verso un'accettazione profonda e duratura.

10.2 Riconoscere i Pensieri Negativi sul Cibo

Riconoscere i pensieri negativi sul cibo è un passo cruciale per liberarsi dai sensi di colpa e costruire un rapporto sano con l'alimentazione. Spesso, questi pensieri si manifestano come giudizi severi su ciò che mangiamo o come convinzioni limitanti riguardo al nostro corpo. Comprendere la natura di questi pensieri è fondamentale per affrontarli e trasformarli in affermazioni più positive.

I pensieri negativi possono includere frasi interiori come "Non dovrei mangiare questo" o "Ho rovinato la mia dieta". Questi pensieri non solo alimentano il senso di colpa, ma possono anche portare a comportamenti alimentari disordinati. È importante riconoscere che tali affermazioni sono spesso esagerate e non riflettono la realtà. Un approccio utile è quello di praticare l'auto-osservazione: annotare i momenti in cui emergono questi pensieri può aiutare a identificarne i trigger e a comprendere meglio le emozioni sottostanti.

Un altro aspetto da considerare è il contesto sociale e culturale in cui viviamo. Le norme sociali riguardanti il cibo possono influenzare profondamente le nostre percezioni e reazioni. Ad esempio, durante le festività, ci si può sentire sotto pressione per conformarsi a determinati standard alimentari o per evitare cibi considerati "non salutari". Essere consapevoli di queste influenze esterne può aiutare a distaccarsi dai giudizi interni e a sviluppare una visione più equilibrata del cibo.

Inoltre, la pratica della mindfulness può rivelarsi estremamente utile nel riconoscimento dei pensieri negativi. Attraverso tecniche di meditazione o semplicemente prestando attenzione ai propri sentimenti mentre si mangia, si può imparare a osservare i propri pensieri senza giudicarli. Questo approccio consente di creare uno spazio mentale in cui è possibile accettare le proprie scelte alimentari senza sensi di colpa.

Infine, circondarsi di persone che promuovono una visione positiva del cibo e dell'immagine corporea può rafforzare ulteriormente questa nuova mentalità. Le relazioni sane incoraggiano l'autenticità e supportano il percorso verso un'accettazione profonda delle proprie scelte alimentari.

10.3 Costruire una Mentalità Positiva

Costruire una mentalità positiva è un passo fondamentale per superare i sensori di colpa associati al cibo e promuovere un rapporto sano con l'alimentazione. Una mentalità positiva non solo aiuta a ridurre il senso di colpa, ma incoraggia anche scelte alimentari più consapevoli e gratificanti. Questo approccio si basa sulla capacità di vedere il cibo come una fonte di nutrimento e piacere, piuttosto che come un nemico da temere.

Un elemento chiave nella costruzione di questa mentalità è la pratica della gratitudine. Riconoscere e apprezzare i diversi aspetti del cibo – dal suo sapore alla sua capacità di riunire le persone – può trasformare la nostra relazione con esso. Ad esempio, tenere un diario della gratitudine alimentare, in cui annotiamo ciò che ci piace dei nostri pasti quotidiani, può aiutarci a focalizzarci sugli aspetti positivi dell'alimentazione.

Inoltre, è importante sostituire le affermazioni negative con pensieri costruttivi. Invece di dire "Non posso mangiare questo", proviamo a riformulare in "Posso godermi questo in modo equilibrato". Questa semplice modifica nel linguaggio interiore può avere un impatto significativo sul nostro stato d'animo e sulle nostre scelte alimentari. La ripetizione di affermazioni positive può rinforzare questa nuova visione e aiutare a creare abitudini più sane.

La comunità gioca anche un ruolo cruciale nel supporto alla costruzione di una mentalità positiva. Circondarsi di persone che condividono valori simili riguardo al cibo e all'immagine corporea può fornire motivazione e incoraggiamento. Partecipare a gruppi o corsi che promuovono l'alimentazione consapevole offre opportunità per apprendere nuove strategie e condividere esperienze personali.

Infine, pratiche come la meditazione mindfulness possono essere estremamente utili per sviluppare una mentalità positiva verso il cibo. Queste tecniche ci insegnano a vivere nel momento presente, ad accettare le nostre emozioni senza giudizio e a riconoscere i segnali del nostro corpo riguardo alla fame e alla sazietà. Con il tempo, queste pratiche possono contribuire a creare una relazione più sana e armoniosa con il cibo.

11
Conclusioni e Riflessioni Finali

11.1 Riassunto dei Principali Concetti

Il periodo natalizio, pur essendo un momento di gioia e celebrazione, porta con sé sfide significative per il benessere alimentare. "Ritrovare l'Equilibrio: La Guida alla Dieta Natalizia" si propone di affrontare queste sfide attraverso una serie di strategie pratiche che incoraggiano un approccio consapevole all'alimentazione durante le festività. Questo capitolo riassume i concetti chiave presentati nel libro, evidenziando l'importanza di mantenere un equilibrio tra il piacere del cibo e la salute personale.

Una delle tematiche centrali è la consapevolezza alimentare, che invita a riflettere sulle proprie scelte e abitudini. Comprendere le origini delle tradizioni culinarie natalizie non solo arricchisce l'esperienza gastronomica, ma aiuta anche a riconoscere come queste influenzino il nostro comportamento alimentare. Ad esempio, molte ricette tradizionali sono cariche di calorie e zuccheri; tuttavia, reinterpretarle in chiave più sana può permettere di preservarne il gusto senza compromettere la salute.

La pianificazione dei pasti gioca un ruolo cruciale nel mantenimento dell'equilibrio durante le festività. L'ebook offre suggerimenti su come organizzare i pasti in modo da includere piatti nutrienti accanto alle prelibatezze tipiche del Natale. Le ricette proposte sono pensate per essere gustose ma anche bilanciate, incoraggiando porzioni moderate e abbinamenti intelligenti che esaltano i sapori senza esagerazioni caloriche.

Inoltre, l'integrazione della mindfulness nell'alimentazione rappresenta un aspetto innovativo del libro. Attraverso esercizi pratici e riflessioni personali, i lettori possono imparare a riconoscere le emozioni legate al cibo e sviluppare una relazione più sana con esso. Questo approccio non solo promuove una maggiore consapevolezza durante i pasti, ma aiuta anche a prevenire comportamenti alimentari impulsivi che spesso caratterizzano il periodo festivo.

Infine, l'importanza dell'attività fisica viene sottolineata come parte integrante di uno stile di vita equilibrato durante le festività. Anche semplici attività quotidiane possono contribuire a mantenere attivo il corpo e migliorare il benessere generale. In sintesi, "Ritrovare l'Equilibrio" offre strumenti preziosi per affrontare il Natale in modo sano e sereno, trasformando ogni pasto in un'opportunità per celebrare senza sensi di colpa.

11.2 Invito alla Consapevolezza Continua

La consapevolezza continua rappresenta un elemento cruciale per affrontare le sfide alimentari, specialmente durante il periodo natalizio. Questo approccio non si limita a momenti isolati di riflessione, ma invita a integrare la mindfulness nella quotidianità, trasformando ogni pasto in un'opportunità per praticare l'attenzione e la gratitudine. La consapevolezza alimentare ci permette di essere presenti nel momento, riconoscendo le emozioni e i pensieri che influenzano le nostre scelte alimentari.

Adottare una mentalità di consapevolezza significa anche sviluppare una maggiore comprensione delle proprie abitudini e dei propri comportamenti. Durante le festività, è facile lasciarsi andare a consumi impulsivi o a mangiare senza riflettere. Tuttavia, praticare la consapevolezza ci aiuta a fermarci e a valutare se ciò che stiamo per mangiare soddisfa realmente i nostri bisogni fisici ed emotivi. Questa pratica può essere facilitata da tecniche come il respiro profondo o brevi pause prima di ogni pasto, permettendo così di ascoltare il nostro corpo e le sue reali necessità.

Inoltre, la consapevolezza continua incoraggia una relazione più sana con il cibo. Riconoscere che il cibo non è solo nutrimento ma anche un mezzo per celebrare momenti speciali può aiutarci a godere delle tradizioni culinarie senza sensi di colpa. È fondamentale imparare a distinguere tra fame fisica e fame emotiva; spesso ci troviamo a mangiare non perché abbiamo fame, ma per rispondere a stati d'animo come stress o tristezza. Essere consapevoli di queste dinamiche ci permette di fare scelte più informate e salutari.

Infine, l'invito alla consapevolezza continua si estende oltre il periodo natalizio: è un impegno verso uno stile di vita equilibrato che promuove benessere duraturo. Incorporando pratiche quotidiane di mindfulness nell'alimentazione, possiamo migliorare non solo la nostra salute fisica ma anche quella mentale ed emotiva. In questo modo, ogni pasto diventa un momento sacro da vivere pienamente, contribuendo al nostro equilibrio generale.

11.3 Verso un Natale più Sano e Felice

Il periodo natalizio è spesso associato a festeggiamenti, cibi ricchi e momenti di convivialità. Tuttavia, è possibile vivere queste festività in modo più sano e felice, integrando pratiche che promuovono il benessere fisico ed emotivo. Adottare un approccio consapevole durante il Natale non solo migliora la nostra salute, ma arricchisce anche le esperienze condivise con familiari e amici.

Una delle chiavi per un Natale più sano è la pianificazione dei pasti. Preparare in anticipo piatti equilibrati e nutrienti può aiutare a evitare scelte alimentari impulsive. Includere una varietà di frutta, verdura e cereali integrali nei menu festivi non solo apporta benefici nutrizionali, ma rende anche i pasti più colorati e invitanti. Inoltre, coinvolgere i membri della famiglia nella preparazione dei cibi può trasformarsi in un'attività divertente che rafforza i legami affettivi.

Un altro aspetto fondamentale è l'importanza del movimento fisico durante le festività. Organizzare passeggiate dopo i pasti o attività ludiche all'aperto può contribuire a mantenere attivo il corpo e migliorare l'umore. L'esercizio fisico stimola la produzione di endorfine, sostanze chimiche naturali del cervello che favoriscono il benessere psicologico. Anche semplici giochi in famiglia possono essere un modo efficace per combinare divertimento e attività fisica.

Inoltre, è essenziale coltivare una mentalità di gratitudine durante questo periodo dell'anno. Prendersi un momento per riflettere su ciò per cui siamo grati può aiutarci a spostare l'attenzione dalle pressioni sociali legate al consumo verso una celebrazione più autentica delle relazioni umane. Scrivere lettere di gratitudine o condividere pensieri positivi con gli altri può creare un'atmosfera calda e accogliente.

Infine, ricordiamo che il Natale non deve essere sinonimo di stress o ansia da prestazione. Imparare a dire "no" quando necessario e stabilire limiti sani nelle interazioni sociali ci permette di preservare il nostro equilibrio emotivo. Con questi piccoli cambiamenti, possiamo avvicinarci a un Natale che celebra non solo la tradizione culinaria ma anche la salute e la felicità collettiva.

12
Risorse Utili e Ulteriori Letture

12.1 Libri Consigliati sulla Nutrizione

La nutrizione è un tema di crescente importanza nella nostra vita quotidiana, specialmente in un'epoca in cui le informazioni sul cibo e la salute sono facilmente accessibili ma spesso confuse. Per chi desidera approfondire questo argomento, esistono numerosi libri che offrono una visione completa e scientifica della nutrizione. Questi testi non solo forniscono informazioni pratiche su come alimentarsi in modo sano, ma aiutano anche a comprendere il legame tra cibo, salute e benessere mentale.

Un libro molto apprezzato è **"Il Cibo dell'Uomo" di Marco Bianchi**, che esplora l'importanza di una dieta equilibrata attraverso ricette semplici e nutrienti. Bianchi combina la scienza della nutrizione con la passione per la cucina, rendendo il libro accessibile a tutti, dai neofiti ai più esperti. Le sue ricette sono pensate per essere gustose senza compromettere la salute, dimostrando che mangiare bene può essere anche un piacere.

Un altro testo fondamentale è **"Nutrizione e Salute" di Giulia Enders**, che offre una panoramica dettagliata su come il nostro corpo elabora il cibo. Enders utilizza uno stile narrativo coinvolgente per spiegare concetti complessi riguardanti il sistema digestivo e l'importanza dei microbi intestinali nella nostra salute generale. Questo libro è particolarmente utile per chi cerca di capire meglio come le scelte alimentari influenzino non solo il peso corporeo ma anche l'umore e l'energia quotidiana.

Per coloro che desiderano un approccio più scientifico alla nutrizione, **"The Science and Fine Art of Food and Nutrition" di Arnold Ehret** rappresenta una lettura stimolante. Questo libro affronta le teorie sulla disintossicazione del corpo attraverso l'alimentazione naturale e propone un metodo innovativo per migliorare la salute attraverso cambiamenti dietetici radicali.

Infine, **"Mindful Eating" di Jan Chozen Bays** introduce i principi della mindfulness applicati all'alimentazione. Questo testo incoraggia i lettori a sviluppare una relazione più consapevole con il cibo, promuovendo pratiche che possono aiutare a ridurre gli eccessi alimentari durante periodi festivi o stressanti.

In sintesi, questi libri offrono strumenti preziosi per chiunque voglia migliorare la propria alimentazione e comprendere meglio le dinamiche tra cibo e benessere personale. La lettura di queste opere può trasformarsi in un viaggio verso una vita più sana ed equilibrata.

12.2 Siti Web e Blog di Riferimento

Nel mondo attuale, dove l'informazione è a portata di clic, è fondamentale sapere quali fonti consultare per ottenere dati affidabili e aggiornati sulla nutrizione. I siti web e i blog dedicati alla salute e al benessere offrono una vasta gamma di risorse utili, dalle ricette sane alle ultime ricerche scientifiche. Queste piattaforme non solo forniscono informazioni pratiche, ma anche spunti per uno stile di vita più sano.

Un sito molto apprezzato è **Nutrition.gov**, che offre risorse ufficiali del governo degli Stati Uniti riguardanti la nutrizione. Qui si possono trovare linee guida alimentari, consigli su come pianificare pasti sani e informazioni sui gruppi alimentari. Questo sito è particolarmente utile per chi cerca un approccio basato su evidenze scientifiche.

Un altro esempio significativo è **The Nutrition Source**, gestito dalla Harvard T.H. Chan School of Public Health. Questo sito fornisce articoli approfonditi su vari aspetti della nutrizione, inclusi studi recenti e raccomandazioni pratiche per migliorare la propria dieta quotidiana. La chiarezza delle informazioni presentate rende questo sito un punto di riferimento per chiunque desideri approfondire le proprie conoscenze in materia.

I blog possono offrire una prospettiva più personale e accessibile sulla nutrizione. Ad esempio, **Minimalist Baker** propone ricette semplici e veloci con ingredienti facilmente reperibili, rendendo la cucina sana alla portata di tutti. Le fotografie accattivanti accompagnano ogni ricetta, ispirando i lettori a sperimentare in cucina.

Inoltre, il blog **The Kitchn** non si limita solo a ricette; offre anche articoli educativi su tecniche culinarie e suggerimenti per una vita sana in generale. La comunità attiva dei lettori contribuisce a creare un ambiente stimolante dove condividere esperienze e consigli pratici.

Infine, piattaforme come **YouTube** ospitano canali dedicati alla nutrizione che combinano informazione visiva con intrattenimento. Canali come *Tasty* o *Bigger Bolder Baking* offrono video tutorial che rendono l'apprendimento della cucina sana divertente ed educativo.

Scegliere le giuste fonti online può fare la differenza nel proprio percorso verso una vita più sana; pertanto, esplorare questi siti web e blog rappresenta un passo importante nella ricerca di informazioni affidabili sulla nutrizione.

12.3 Contatti per Supporto Professionale

Nel percorso verso una vita sana e un'alimentazione equilibrata, è fondamentale avere accesso a supporto professionale qualificato. I contatti per supporto professionale possono fare la differenza, offrendo consulenze personalizzate e risorse utili per affrontare le sfide legate alla nutrizione e al benessere. Questo capitolo esplora l'importanza di stabilire connessioni con esperti del settore, come dietisti, nutrizionisti e psicologi della salute.

I dietisti registrati sono figure chiave nel fornire consigli basati su evidenze scientifiche. Questi professionisti non solo aiutano a pianificare diete adatte alle esigenze individuali, ma offrono anche supporto emotivo durante il processo di cambiamento delle abitudini alimentari. È importante cercare dietisti che siano certificati e abbiano esperienza nelle aree specifiche di interesse, come la gestione del peso o le allergie alimentari.

In aggiunta ai dietisti, i nutrizionisti possono fornire informazioni preziose su come ottimizzare la propria dieta attraverso scelte alimentari consapevoli. Molti nutrizionisti offrono servizi online, rendendo più facile accedere a consulenze da qualsiasi luogo. Le piattaforme digitali consentono anche di partecipare a webinar e corsi interattivi che approfondiscono vari aspetti della nutrizione.

Un altro aspetto cruciale è il supporto psicologico nella gestione dell'alimentazione. Gli psicologi della salute possono aiutare a identificare comportamenti alimentari disfunzionali e sviluppare strategie per affrontarli. La combinazione di approcci nutrizionali e psicologici può portare a risultati più duraturi nel tempo.

- **Associazioni Professionali:** Contattare associazioni locali o nazionali può fornire un elenco di professionisti certificati nella tua area.
- **Piattaforme Online:** Utilizzare siti web specializzati che collegano pazienti con esperti in nutrizione offre un'opzione comoda e accessibile.
- **Raccomandazioni Personali:** Chiedere referenze a amici o familiari può essere utile per trovare professionisti affidabili.

Infine, mantenere una rete di contatti con esperti del settore non solo facilita l'accesso a informazioni aggiornate ma crea anche opportunità per condividere esperienze e successi personali nel viaggio verso una vita più sana.

Riferimenti:
- Greenpeace. (2021). "Guida alle festività sostenibili".
- Slow Food. (2020). "Mangiare locale: un atto d'amore per il pianeta".
- WWF. (2019). "Idee per un Natale eco-sostenibile".
- Legambiente. (2022). "Tradizioni natalizie e sostenibilità".
- Kabat-Zinn, J. (1990). "Full Catastrophe Living: Using the Wisdom of Your Body and Mind to Face Stress, Pain, and Illness."
- Seligman, M. E. P. (2002). La costruzione della felicità. Raffaello Cortina Editore.
- Brown, K. W., & Ryan, R. M. (2003). The benefits of being present: Mindfulness and its role in psychological well-being.
- World Health Organization. (2021). Raccomandazioni sull'attività fisica per la salute.
- Popkin, B. M., D'Anci, K. E., & Rosenberg, I. H. (2010). Water, hydration and health. Nutrition Reviews.
- Seligman, M. E. P. (2011). Flourish: A Visionary New Understanding of Happiness and Well-being.
- Kabat-Zinn, J. (1990). Vivere momento per momento. Mondadori.
- Brown, B. (2010). Lezione di vulnerabilità. Garzanti.
- Smith, J. (2020). *Strategie per una vita sana durante le festività.* Editore Salute.
- Mental Health Foundation (2021), "The Importance of Self-Compassion for Mental Wellbeing".
- Polivy, J. (2020). "Mindful Eating: A Guide to Rediscovering a Healthy and Joyful Relationship with Food".

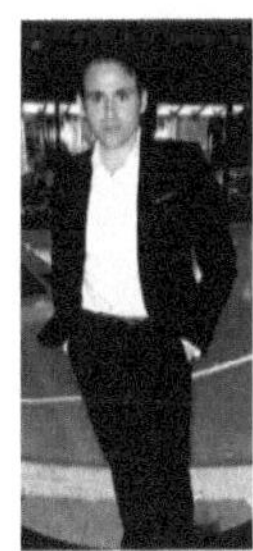

By

Giuseppe Gibilisco

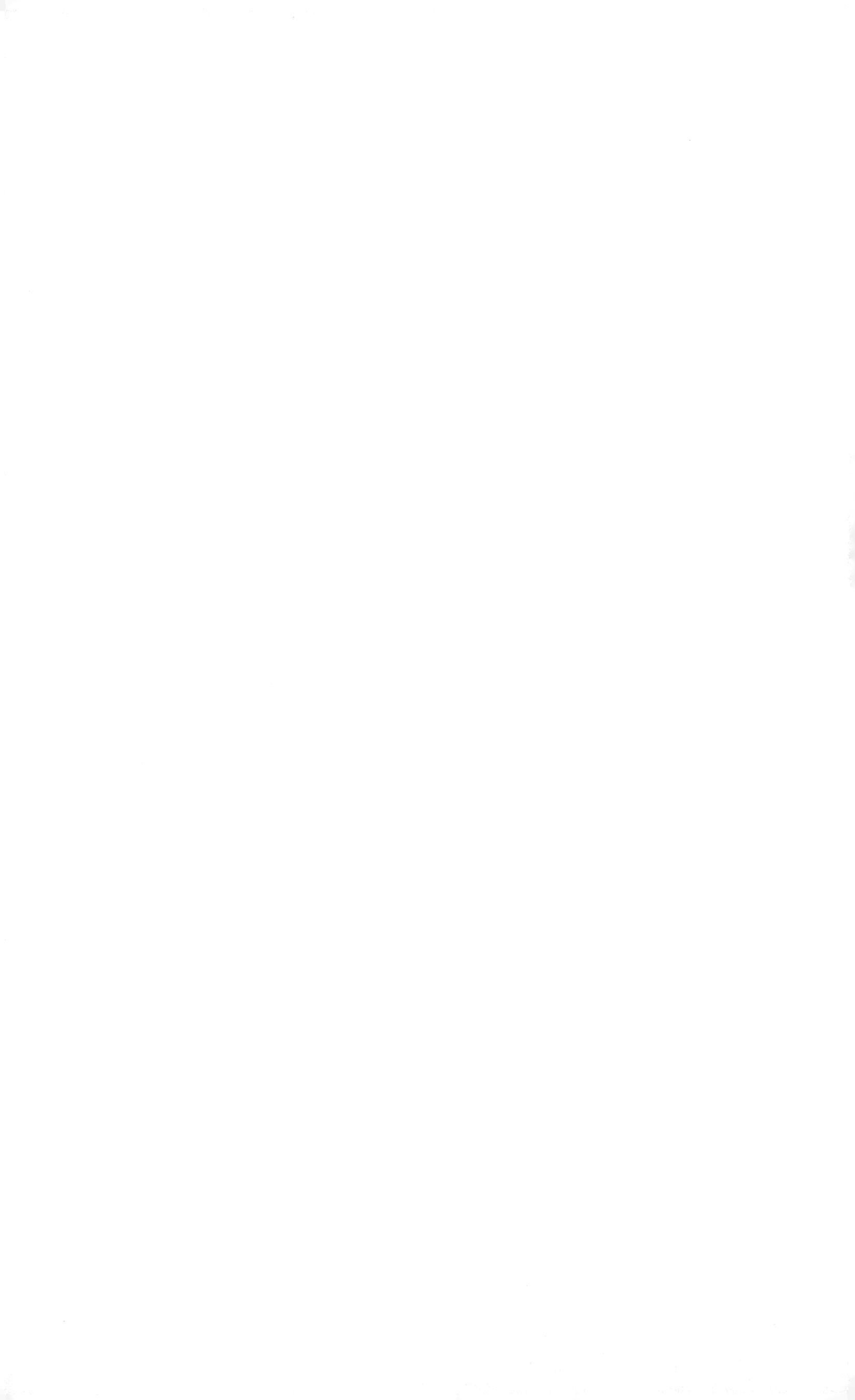